AF603013

CATALOGUE
DU
MUSÉE
D'ANATOMIE
D'ANTHROPOLOGIE & D'HISTOIRE NATURELLE

(Dteur J. DE GRONINGUE.)

L'instruction par l'aspect est la meilleure manière de s'instruire.

(Discours de M. DURUY, ministre de l'Instruction publique).

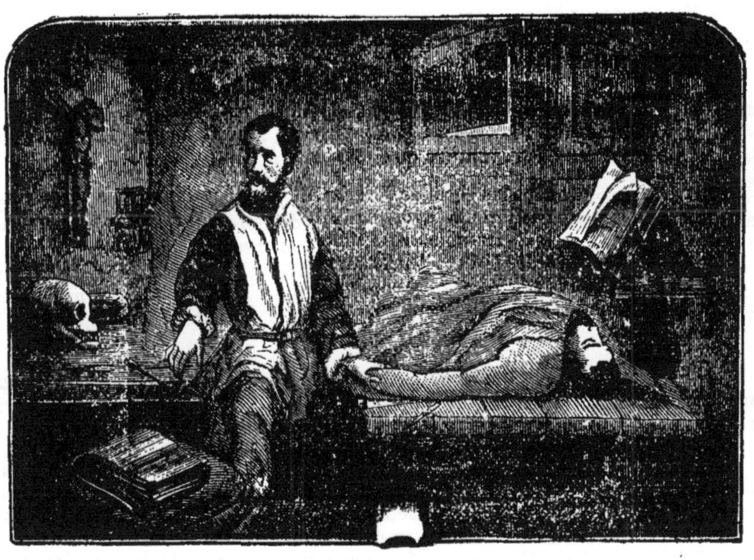

BORDEAUX
IMPRIMERIE A. PEREY, RUE PORTE-DIJEAUX, 48
1874

ORIGINES DE L'ANATOMIE

Chez les anciens, le contact ou même le seul aspect d'un cadavre imprimait une souillure que de nombreuses ablutions et une multitude d'autres pratiques expiatoires pouvaient à peine effacer. Dans le moyen-âge, la dissection d'une *créature faite à l'image de Dieu*, passait pour une impiété digne de la mort.

On lit dans Fleury, *Histoire ecclésiastique:*

« Le 18 Février de l'année 1300, le pape Boniface fit une constitution pour abolir l'usage de mettre en pièces les corps morts des princes ou des autres personnages éminents en dignité, pour les faire bouillir, consumer les chairs et transporter les os en pays éloigné, comme l'on en avait usé à l'égard de saint Louis. Le pape traite cette coutume de barbarie détestable, qu'il défend absolument, sous peine d'excommunication contre ceux qui la pratiqueront, et de privation de sépulture ecclésiastique à l'égard des corps ainsi dépécés. »

Mundinus, professeur de médecine à Bologne, offrit, de 1315 à 1318, le spectacle nouveau de trois cadavres publiquement disséqués ; mais ce scandale ne se répéta pas : Mundinus lui-même, effrayé par l'édit de Boniface VII, ne tira point de ses dissections out l'avantage qu'elles semblaient lui promettre.

Peu à peu cependant les chefs de l'Église, se relâchant de cette sévérité, permirent, allèrent même jusqu'à favoriser l'étude de cette partie de l'anatomie dont la connaissance est indispensable aux sculpteurs et presque également aux peintres. Protégés par Jules II et Léon X, Michel-Ange, Raphaël, Léonard de Vinci, dessinèrent, d'après nature, les muscles que la peau seule recouvre ; mais cette étude superficielle, suffisante aux beaux-arts, est d'un faible avantage pour la science.

L'usage de la dissection, régulièrement établi dans les Universités, ne date que du commencement du XVIe siècle. Le docteur Vésale peut être regardé comme le créateur de la science de l'anatomie.

Né à Bruxelles en 1515, le jeune Vésale entraînait ses camarades dans les expéditions les plus hasardeuses pour soustraire des os dans le cimetière des Innocents. Un jour que, en compagnie d'un étudiant aussi audacieux que lui, il était venu fouiller dans les débris des cadavres de Montfaucon, il faillit être la victime d'une bande de chiens féroces qui fréquentaient cet horrible lieu encore plus assidûment que lui.

Forcé de quitter Paris à cause de la guerre, il se rendit à pied à Louvain, Gemma Frisius était son compagnon de voyage. Le hasard les conduisit à une place qui servait, comme à Montfaucon, à l'exposition des corps des criminels.

Vésale aperçoit le corps d'un voleur resté suspendu au gibet ; les corbeaux avaient dévoré toute la chair et les ossements blanchis ne tenaient plus les uns aux autres que par les ligaments desséchés. C'était là une proie bien tentante. Vésale entraîne son ami : il grimpe au gibet, détache les os principaux et les emporte à son gîte. Force lui avait été d'abandonner la tête et le tronc, qui étaient fixés solidement au gibet par une chaîne de fer. Il sort de la ville à la chute du jour, et laisse les portes se fermer derrière lui jusqu'au lendemain matin. Il emploie sa nuit à détacher pièce à pièce ce qu'il avait dû la veille abandonner du cadavre ; il enterre son précieux trésor en lieu sûr, et la journée suivante se passe à l'introduire frauduleusement dans sa chambre. Il se fit du tout un squelette le plus complet qu'il eût encore possédé. Arrivé à Louvain, il s'en servit pour les cours qu'il professa, et il racontait l'avoir apporté de Paris, car il craignait le magistrat de la ville. Au surplus, sa crainte dura peu, car ce magistrat, imitant ceux de Paris, se mit bientôt à faire au professeur ses funèbres largesses de criminels exécutés.

Ce fut en 1535 que Vésale, professeur, bien qu'il n'eût encore que vingt ans, fi de sa main une autopsie, il avait assisté à deux ouvertures de cadavres à Paris, mais en simple spectateur.

L'Université de Venise le posséda ensuite. Il assiégeait sans cesse les magistrats, leur demandant d'infliger aux condamnés à mort tel ou tel supplice, de manière que le corps du supplicié pût lui fournir tel ou tel sujet d'études. Il les suppliait de retarder les exécutions jusqu'à la saison favorable pour disséquer. Il excitait les étudiants à guetter les inhumations et à mettre à sa disposition ce qu'ils pourraient soustraire de corps, leur recommandant de prendre bonne note de tout ce que les professeurs de médecine avaient dû dire sur la maladie des différents malades, afin de pouvoir étudier ensuite avec plus de profit, sur les sujets mêmes, la cause de la mort. Et ces corps qu'on lui apportait, soustraits au gibet et à la tombe, il les cachait jusque dans sa chambre à coucher ; il lui arriva souvent d'en conserver pendant trois et même pendant quatre semaines de suite. Vésale jouissait de sa gloire et favorisait de tout son crédit l'étude de l'anatomie, autant du moins que cela était possible en Espagne, et sous un prince tel que Philippe II, lorsqu'une accusation singulière causa sa ruine. On prétendit que, ouvrant le cadavre d'un gentilhomme dans le but de découvrir les causes de sa mort, le cœur avait palpité sous le tranchant du scalpel. L'Inquisition demanda la mort du coupable et par ses prières Philippe II obtint difficilement, dit-on, que la peine fût commuée en un pélerinage à la Terre-Sainte. Vésale s'achemina donc vers Jérusalem, de compagnie avec un Matatesta, général des troupes de Venise. Bafoué par des fortunes diverses, durant ce périlleux voyage, il fut à son tour jeté par la tempête sur les côtes de l'île de Zante, où il mourut de faim le 15 octobre 1564.

CATALOGUE

DU

MUSÉE ANATOMIQUE

De M J. DE GRONINGUE

PREMIÈRE SECTION

ETHNOLOGIE

Quelques types des différentes races humaines qui habitent l'Afrique, l'Asie et l'Océanie.

Asie

1. TARTARE. — D'après les Turcs, ce peuple appartenait à leur race. Ses traits rappellent ceux des Kalmoucks et des Mongols. Il habite en hiver des villages, et en été campe sous des tentes.

2. INDIENNE CHINOISE. — Il paraît certain que les Chinois et les Indiens proviennent de la même race ; mais elle a considérablement changée avec le temps, surtout pour les Chinois qui se sont mêlés avec les Tartares. Certains auteurs assurent que c'est une race indigène, tandis que d'autres prétendent qu'elle dérive des Hébreux.

Océanie

3. PAPOUAS OU VAIGO. — Peuple de la race nègre, répandu dans les Moluques ; d'une grande taille, teint noir, cheveux laineux, nez plat, lèvres grosses, bouche large, belliqueux, mais traître et cruel.

4. HABITANTS DES ILES SANDWICH. — Race mêlée, malaise et mongole. Établie de temps immémorial dans l'Océanie, soit qu'on la considère comme aborigène de Bornéo et des îles de la Sonde, soit qu'on lui attribue une origine asiatique, américaine ou indoue, soit enfin qu'on la considère comme formée du mélange de ces diverses familles ; actifs, entreprenants, vindicatifs, cruels, ils immolent des victimes humaines, et l'anthropophagie est généralement répandue chez eux.

Afrique

5. JEUNE NÉGRESSE de l'Afrique centrale, près des sources du Nil, âgée de treize ans, remaquable par sa beauté qui surpasse beaucoup celle des autres pays.

6. L'HOMME DES BOIS. — Cette race humaine s'approche plus des nègres que de la race des Cafres, ainsi que de leur caractère ; elle habite la partie orientale de l'Afrique ; l'aspect de sa physionomie est repoussant.

7. ABYSSINIENNE, — Ce peuple dégénéré, cruel et sans industrie, aborigène d'Afrique, professe un judaïsme mêlé de christianisme.

8. ETHIOPIE. — Les femmes de ce pays sont d'un naturel doux ; quoique leur peau soit cuivrée, et les traits de leur doux visage peu réguliers, elles sont très gracieuses ; leur caractère est doux et affable.

9. FEMME DE LA CALIFORNIE. — Les habitants de ce pays ont le teint plus foncé que les autres Américains. Cependant, leur front élevé et la douceur de leur physionomie inspirent toujours beaucoup de sympathie au voyageur qui arrive dans ces contrées.

DEUXIÈME SECTION

EMBRYOLOGIE EN CIRE

Formation du fœtus dans le sein de la mère.

Jusqu'au 40e jour, le fruit humain se nomme embryon ; passé cette époque, il prend le nom de fœtus.

10. Coupe médiane d'un bassin de femme, montrant l'utérus, les trompes de phaloppes, les ovaires, l'œuf à l'état de maturité se détachant, la vessie, le vagin, le méat urinaire. Ces pièces se démontent afin de recevoir les neuf époques de la grossesse.

11.	Utérus, avec un embryon de	15 jours.		16.	Utérus, avec un embryon de	5 mois.	
12.	id.	id.	1 mois.	17.	id.	id.	6 »
13.	id.	id.	2 »	18.	id.	id.	7 »
14.	id.	id.	3 »	19.	id.	id.	8 »
15.	id.	id.	4 »	20.	id.	id.	9 »

21. Circulation du sang chez un fœtus à terme. Le cou, la poitrine et l'abdomen sont ouverts pour laisser voir les canaux artériels et veineux, et la partie intestinale.

22. Cœur d'enfant (fœtus). Ouvert pour montrer le trou de Botal, valvule où passe le sang pendant la vie utérine, valvule qui se ferme aussitôt que l'enfant entre dans la vie ordinaire ou seconde vie.

TROISIÈME SECTION

Connais-toi, toi même.

ANATOMIE HUMAINE

23 à 56. *Appareil digestif de l'homme*

1. Tempe.
2. Conduit auditif.
3. Grand zigomatique coupé.
4. Vertèbres cervicales.
5. Corps thyroïdes.
6. Arrière-bouche.
7. Veine cave inférieure coupée.
8. Muscle lingual.
9. Voûte palatine ou plancher des fosses nasales.

10. La luette.
11. L'épiglotte relevée pour laisser passer les aliments.
12. Trachée artère.
14. Larynx, vulgairement appelé la pomme d'Adam.
22. Rate.
23. [illegible]

Un petit morceau de pain ayant été mastiqué par les dents et imprégné par la salive, qui est secrétée par six glandes spéciales, énergiquement poussé par la langue dans l'œsophage 15, chemine ce long tube, et parvient dans l'estomac 16, alors a lieu la Chymification : c'est la décomposition chimique des aliments dans l'estomac.

Les aliments sont réduits en bouillie, et forment une pâte à laquelle le pylore 12 devra livrer passage ; mais pour que cela soit ainsi, il ne suffit pas que les matières soient broyées comme dans un mortier : il faut que les sucs gastriques préparés par les cryptes muqueux de l'estomac soient suffisamment mêlés, et c'est alors seulement que le pylore livre passage. Si cette assimilation n'a pas été faite au bout de 3 à 4 jours, le pylore reste fermé, les fibres musculaires de l'estomac se contractent avec plus de force et les aliments sont rejetés par des vomissements ; si, au contraire, le pylore s'ouvre, il donne passage au chyme, et le livre au duodénum 26 ; le chyme parcourt toute l'étendue de l'intestin grêle 29, où il séjourne un temps plus ou moins long, et se divise en deux parties : une partie appelée chyle, et l'autres fèces, qui est prise par la valvule cœcale, ou barrière des apothicaires 30, se jette dans le cœcum 31, qui le monte au colon ascendant 33, pour suivre le colon tranverse 33 *bis*, l'iliaque en forme d'*S* 34, et le rectum 35. Appendice vermiculaire 32.

Pour que cette séparation se fasse, il faut que la bile, secrétée par le foie 18, et conservée dans le vésicule du fiel 19, et un autre liquide, suc pancréatique, élaboré par le pancréas 21, jeté dans le duodénum 28, soit mêlé avec le chyle ; si le mélange n'a pas lieu, le chyme reste mêlé avec les fèces, et avec lui est rejeté au dehors. Cette séparation se fait lentement ; à mesure que le chyle chemine dans l'intestin grêle, des gouttelettes blanches sont déposées sur les parois de l'intestin, où les papilles, espèces de suçoirs, absorbent ces globules et les transmettent aux vaisseaux chylifères. Pris par ces vaisseaux, le chyle arrive dans le canal thorachique pour être versé dans la veine sous clavière gauche, où il se mêle avec le sang veineux ; de là il est porté dans le cœur; puis dans les poumons, où, étant mis en contact avec l'air, il devient sang artériel.

57. Demi-tronc d'homme. — Le thorax ouvert montre le cœur, dont les oreillettes et les ventricules s'ouvrent pour laisser voir les valvules de l'aorte et de la veine cave, la crosse de l'aorte, la veine cave supérieure et inférieure, où prennent naissance les grosses artères et les grosses veines que l'on peut suivre à l'œil nu, se bifurquant à l'infini dans toutes les parties du corps.

57 *bis*. *Grand sympathique complet.*

Le grand sympathique (système nerveux de la vie organique de Bichat), a été considéré comme un système nerveux spécial, n'ayant que des connexions avec le système cérébro-spinal, mais en différents par sa structure et ses fonctions. Les recherches physiologiques modernes, de même que les découvertes anatomiques, obligent, ainsi qu'on l'a vu depuis par l'étude de l'origine de ce nerf, à renoncer aujourd'hui à cette manière de voir, et ne permettent plus de l'envisager que comme une dépendance du système cérébro-spinal. Le grand sympathique a été divisé, au point de vue de sa description, en quatre portions : *cervicale, dorsale, abdominale* et *pelvienne.* (Auteurs, MM. Vasseur et Tramond, modeleurs de la Faculté de Médecine de Paris).

58. Moelle épinière, montrant le cerveau complet ; son allongement dans la colonne vertébrale et la distribution des nerfs dans toutes les parties du corps.

59. Coupe médiane d'un bassin d'homme, depuis les vertèbres lombaires jusqu'à l'extrémité du pénis ; la vessie, la grande prostate, les vésicules séminales, les glandes testiculaires, le verumontanum, le corps caverneux et le canal de l'urètre sont ouverts pour en démontrer la structure.

60. Buste d'homme, représentant d'un côté les nerfs profonds du crâne ; de l'autre, la couche musculaire superficielle avec l'insertion des nerfs de la face.

60 *bis*. Partie supérieure du tronc, démontrant les muscles du thorax, les nerfs, les artères et les veines axillaires, et les ganglions axillaires-lymphatiques. (Auteurs, MM. Vasseur et Tramond, modeleurs de la Faculté de Médecine de Paris).

61. Coupe médiane de la tête et du cou, montrant l'intérieur du cerveau, les artères, les veines qui le desservent, ainsi que l'intérieur du nez, de la bouche, du larynx, des nerfs, de l'odorat, du goût, le nerf optique et celui de l'ouïe.

62. Cœur et poumons. Le cœur s'ouvre et laisse voir les oreillettes, les ventricules et la crosse de l'aorte, ainsi que le larynx, la trachée artère. Un lobe des poumons est coupé de manière qu'il est facile de voir les bronches conduire l'air dans les poumons ainsi que les artères et les veines qui les desservent.

63. Buste de femme, faisant voir la région profonde de la face du cou, la glande mammaire, les canaux lactifs (canaux galactophores).

64. Bras anatomisé pour la démonstration de tous les muscles, des nerfs, des veines et des artères.

65. Avant-bras, montrant d'un côté les nerfs, les veines, les artères (couche superficielle); de l'autre côté, les couches profondes ainsi que la naissance des ongles.

66. Jambe anatomisée pour servir aux mêmes études.

66 *bis*. Jambe anatomisée, montrant la couche superficielle des muscles : les nerfs, les artères et les veines. (Auteurs, MM. Vasseur et Tramond, modeleurs de la Faculté de Médecine de Paris).

67. Femme de race circassienne pouvant être démontée en 32 pièces, parfaitement anatomisée. Cette pièce qu'on peut à juste titre considérer comme un chef-d'œuvre, a été exécutée en Italie par le concours de plusieurs professeurs et de MM. V. et L., statuaires-modeleurs de l'académie de Florence.

Anatomie clastique pour l'étude d'après le Dr Auzoux.

GLOBE DE L'ŒIL

68 à 84. *Œil énormément grossi, se démontant en 18 pièces.*

Nota: On voit à travers la masse vitrée: 1° l'artère centrale de la rétine et ses ramifications ; 2° la tache jaune ; 3° l'extrémité du nerf optique.

1. Sclérotique, membrane fibreuse.
2. Cornée transparente.
3. Artères ciliaires intérieurs.
4. Choroïde, membrane vasculaire.
5. Ligament ciliaire ou de zinc.
6. Iris.
7. Pupille.
8. Canal de Fontana.
9. Tourbillon veineux de la choroïde.
10. Procès ciliaires.
11. Rétine.
12. Corps vitré.
13. Procès ciliaire entourant le cristallin.
14. Membrane antérieure du cristallin.
15. Cristallin, face antérieure.
16. Membrane postérieure du cristallin.
17. Nerf optique.
18. Muscle droit de l'œil.

85. Oreille modelée par M. le docteur Auzoux, trente fois plus grande que nature, se démontant afin de montrer le mécanisme de l'ouïe, l'oreille externe, moyenne et interne, le limaçon, les canaux, le rocher, le marteau, l'enclume, la fenêtre ronde, la fenêtre ovale, le tympan, les nerfs, veines et artères de l'ouïe.

86 à 115. Coupe verticale d'un jeune homme de 14 ans, démontrant tous les viscères : 1 le cerveau, 2 la poitrine, 3 l'abdomen.

Dans la tête on remarque le cerveau et le cervelet 4, où vient aboutir la moelle épinière, 5 les fosses nasales, 6 les cavités bucales, 7 et 8 la langue et la luette. A la naissance du cou, 9 l'œsophage, 10 la trachée artère, 11 le larynx, 12 le corps Tyroïde. Dans la poitrine, 13 les poumons dont l'un, coupé à la partie supérieure laisse voir 14 les artères, les veines et les vaisseaux pulmonaires, 15 le cœur et la naissance de l'aorte, 16 le diaphragme, 17 et 18 le foie et la vésicule biliaire, 19 l'estomac, 20 un rein coupé pour montrer 21 la naissance de l'urètre. Dans la partie abdominale, on voit 22 l'intestin grêle, 23 le gros intestin, 24 la vessie, 25 la prostate coupée verticalement, 26 section du pubis, 27 conduits déférents, 28 testicules et enveloppe des testicules.

La colonne vertébrale 29, est coupée verticalement de manière à laisser voir la moelle épinière 30, dans tout son parcours, et le départ des nerfs qui en émanent.

116. Bras anatomisé, dont la saignée est à découvert pour montrer la couche superficielle des muscles, nerfs, veines et artères sous cutanés.

117. Pied anatomisé avec incision sur le cou-de-pied, montrant la couche profonde.

118. Jambe anatomisée, montrant la partie du jarret, nerfs, veines et artères partant de la partie intérieure, et passant par dessus les tréjumeaux.

119. Jambe anatomisée, montrant la couche profonde et superficielle des muscles, le trajet des nerfs, veines et artères épiploés.

120. Anatomie de la tête et du cou, dont la peau est relevée, afin de laisser voir le système veineux et artériel, ainsi que les nerfs superficiels. La première couche des muscles du cou est relevée, et laisse apercevoir la seconde couche musculaire sur laquelle sont appliquées les veines et artères jugulaires.

121. Bras anatomisé, dont la peau est enlevée pour laisser voir le système veineux.

122. Appareil urinaire de l'homme.

Verge fendue dans sa longueur, laissant voir le gland, la peau de la verge, la membrane du corps caverneux, la cloison du corps caverneux, l'urètre, le corps caverneux, l'artère caverneuse et la racine du corps caverneux.

On voit également le bulbe caverneux, le vérumentanum ou crête urétrale, par où se fait l'éjaculation du sperme.

La prostate fendue, montrant les conduits prostatiques.

La vessie, ouverte dans sa partie supérieure, laissant voir la cavité, le bas-fond et le trigone vésical. A la partie extérieure de la vessie, les vésicules spermatiques (à droite et à gauche), les urétères, les conduits déférents, et, à l'extrémité, l'ouraque.

123 à 183. MOITIÉ DE TÊTE

Démontrant les sept premières paires de nerfs crâniens et la portion céphalique des cinq autres.

LÉGENDE EXPLICATIVE

1. Nerf olfactif, 1re paire.
2. Nerf optique 2e paire.
3. Nerf moteur oculaire commun, 3e paire.
4. Nerf pathétique, 4e paire.
5. Nerf trijumeau, 5e paire.
6. Nerf moteur oculaire interne, 6e paire.
7. Nerf facial, 7e paire.
8. Nerf acoustique et ses divisions, 8e paire.
9. Nerf glosso-pharyngien, 9e paire.
10. Nerf pneumo-gastrique, 10e paire.
11. Nerf spinal accessoire de Willis, 11e paire
12. Nerf grand-hypoglosse, 12e paire.
13. Ganglion de Gasser.
14. Branche opthalmique de Willis.
15. Branche maxillaire supérieure.
16. Branche maxillaire inférieur.
17. Nerf nasal et ethmoïdal.
18. Nerf frontal.
19. Nerf lacrymal.
20. Rameau inférieur du nerf moteur oculaire commun.
21. Rameau supérieur du nerf moteur oculaire commun.
22. Ganglion opthalmique fournissant les nerfs ciliaires, démontrant la langue et la courte racine, et le filet venant du plexus carotidien.
23. Glande lacrymale.

24. Nerf sous-orbitaire ou maxillaire supérieur.
25. Nerfs dentaires postérieurs.
26. Ganglion spheno-palatin.
27. Une des anastomoses du grand-sympathique avec la 6e paire.
28. Nerf pétreux et ganglion génieulé.
29. Plexus carotidien.
30. Division du nerf de Jacobson sur le promontoire.
31. Nerf facial dans l'aqueauc de Faloppe.
32. Corde du tympan.
33. Nerf buccal.
34. Nerf temporal profond antérieur.
35. Nerf temporal profond moyen.
36. Nerf temporal profond postérieur.
37. Nerf auriculaire temporal.
38. Nerf massétérin.
39. Nerf lingual.
40. Nerf maxillaire inférieur et mylo hyoïdien
41. Nerf dentaire inférieur sortant par le trou mentonnier.
42. Ganglion d'Andersh.
43. Renflement du nerf pneumo-gastrique.
44. Ganglion cervical supérieur.
45. Ganglion cervical moyen.
46. Nerf dentaire antérieur.
47. Nerf sous-orbitaire, sortant du trou sous-orbitaire.
48. Rameau molaire.
49. Muscle petit-oblique.
50. Muscle grand-oblique et sa poulie.
51. Muscle ptérygoïdien interne.
52. Artère carotide interne.
53. Ganglion otique.
54. Ganglion palatin antérieur.
55. Nerf nasal interne.
56. Nerf naso-lobaire.
57. Nerf palatin.
58. Nerf sphéno-palatin se rendant aux cornets.
59. Nerf sphéno-palatin se rendant à la cloison
60. Nerf naso-pharyngien provenant du nerf vidian.
61. Anastomose du nerf facial avec la 5e paire de nerfs.

184 à 231. MOITIÉ DE TÊTE

Démontrant les artères et les veines.

1. Artère carotide primitive
2. Artère carotide externe.
3. Artère carotide interne.
4. Veine jugulaire externe.
5. Veine jugulaire interne.
6. Artère et veine linguale.
7. Artère et veine sous-mentale.
8. Artère et veine maxillaire interne.
9. Artère et veine maxillaire interne ou faciale
10. Artère et veine temporale superficielle et auriculaire antérieure.
11. Artère et veine transversale de la face.
12. Artère et veine articulaire postérieure.
13. Artère et veine occipitale.
14. Artère tympanique.
15. Artère menyngée moyenne.
16. Artères et veines dentaires inférieures se distribuant aux racines des dents.
17. Artère et veine temporale profonde moyenne.
18. Artère et veine massétérine.
19. Artère et veine ptreygoïdienne.
20. Artère et veine buccale.
21. Artère et veine temporale profonde antérieure.
22. Artère et veine sous-orbitaires et dentaires postérieures.
23. Artère et veine sphéno-palatine.
24. Artère et veine labiale inférieure.
25. Artère et veine labiale supérieure.
26. Artère et veine de l'aile du nez.
27. Artères et veines dentaires antérieures.
28. Veine préparante.
29. Artère et veine frontale.
30. Artère et veine lacrymale.
31. Artère et veine ethmoïdale.
32. Artère et veine opthalmique
33. Artère et veine cillaire.
34. Veines diploïques.
35. Artères et veines thyroïdiennes supérieures.
36. Artères et veines myloïdiennes.
37. Artère pharyngienne ascendante
38. Artère et veine palatine.
39. Artère et veine des fosses nasales.
40. Sinus longitudinaux.
41. Sinus transversal ou latéral.
42. Sinus pétreux supérieur.
43. Sinus petreux inférieur.
44. Sinus caverneux.
45. Sinus transverse.
46. Sinus coronaire.
47. Golfe de la jugulaire interne.

QUATRIÈME SECTION

PIÈCES NATURELLES

Anatomie humaine.

232. Pénis injecté au mercure, donné par M. Vasseur.

233. Pied-bot, préparation par le docteur Martin.

234. Petite fille de quatre ans dont les muscles, les artères et les veines ont été injectés, préparation par le docteur Delpech.

*

235. Partie du thorax avec bras, montrant les muscles, nerfs, artères et veines qui s'y rattachent.

236. Cœur préparé, montrant les oreillettes et les ventricules de droite et de gauche, la crosse de l'aorte, les gros troncs artériels et une partie de la colonne vertébrale.

237. Préparation de deux mains, montrant les cartillages, les nerfs et les ongles.

238. Main injectée, montrant les muscles, nerfs-artères et veines.

239. Tête d'un soldat français, tranchée par le yatagan. Elle s'est momifiée par suite d'un long séjour dans les sables d'Afrique.

240. Petite fille de trois ans et demi, momifiée.

341. Pied montrant les muscles, nerfs, artères et veines.

242. Cœur momifié, donné par le docteur Barbizet.

CINQUIÈME SECTION

PHÉNOMÈNE JUMEAUX

Les Frères Siamois

Les frères Siamois sont une des étrangetés de notre époque.

Ce n'est pas seulement la science qui s'est préoccupée de ce qu'en son langage on appelle *un cas*, c'est le monde entier, ce sont toutes les capitales depuis New-York jusqu'à Londres et à Paris, qu'intéressa ce phénomène inouï, produit de cette race asiatique, fatiguée, usée et viciée. Nous empruntons à un ouvrage très-intéressant et très-peu connu, du docteur Zimmermann, l'*Origine de l'homme*, quelques détails scientifiques sur ces étranges individus :

. . . .

« C'étaient deux frères Siamois, Eng et Chang, nés en 1811, et dont l'adhérence se prolongeait depuis l'os sternal, l'os de la poitrine jusqu'au nombril. Un capitaine de navire américain qui les vit dans leur patrie, eut l'idée de spéculer sur leurs difformités ; il les obtint de leurs parents. A cette époque ils avaient dix-neuf ans. Il les fit voir, moyennant rétribution, dans les grandes villes de l'Amérique du Nord, puis en Angleterre et en France. Dans ce dernier pays ils invoquèrent la protection des lois pour se délivrer de leur égoïste bienfaiteur, et continuèrent le métier pour leur propre compte.

« Les deux frères se trouvaient, dans l'origine, opposés l'un à l'autre ; insensiblement ils s'habituèrent à leur retrécissement par derrière, ce qui leur permit de se placer, sans trop de gêne, en se tenant embrassés, de manière que Eng, à droite, Chang, à gauche, se passaient respectivement le bras gauche et le bras droit derrière le dos. Cette pose était ingénieuse pour les deux bras, qu'ils n'auraient su où placer. S'ils avaient gardé leur attitude première, ils auraient eu l'usage de ces deux bras, mais, au détriment de leur marche, l'un eût dû marcher en reculant, tandis que la position adoptée leur permettait de marcher l'un à côté de l'autre ; tous deux avançaient simultanément les jambes du milieu ou de côté ; ils pouvaient même courir ou sauter.

« Les deux frères vivent chacun d'une vie propre, jouissent de tous les organes ; ils ont des inclinaisons et un caractère différents. Mais si on les touche à l'endroit de l'adhérence, ils le sentent en même temps.

« Sauf cette particularité, leurs plaisirs et leurs peines les affectent séparément.

« Preuve évidente qu'ils forment deux personnes tout simplement unies par ce lien de chair.

« On remarque cependant que leurs affections et leurs capacités naturelles ont, comme on le voit généralement chez les jumeaux, beaucoup d'analogie, tant sous le rapport physique que sous le rapport intellectuel : ils lisent en même temps dans le même livre éprouvent ensemble la faim et la soif, mais tous deux ne sont pas rassasiés parce qu'un seul mange.

« Ils dorment et veillent aussi en même temps. Ce qui paraît étrange pourtant, vu leur individualité séparée, c'est qu'ils n'écoutent jamais que la même personne, et ne parlent jamais qu'à une seule. Quand, parmi les spectateurs, l'un s'adresse à Eng. un autre à Chang, ils ne répondent tous deux qu'à une seule et même question. En outre, ils ne jouent entre eux ni aux dames ni aux échecs. quoiqu'ils connaissent ces deux jeux, donnant pour raison que ce serait comme si la main droite jouait avec la main gauche. Il faut donc quil existe entre eux d'autres liens encore que cette adhérence corporelle

« Ils agissaient habituellement comme sous l'impulsion de la même volonté, et, sans se concerter d'avance, se parlaient peu, car ils s'entendaient parfaitement sans ce genre de communication.

« Ils semblaient contents de leur sort, et s'aimaient beaucoup. Un jour, du temps où l'Américain les menait encore, on parla de les séparer, ils pleurèrent jusqu'à ce qu'on les eût complètement rassurés, Leur intelligence n'était pas médiocre, leur esprit était vif et quelque peu satirique, ils parlaient couramment l'anglais et le français, aimaient la musique en amateurs et avaient beaucoup de goût pour la poésie.

« Les journaux s'en occupèrent jusqu'en 1836 ; la dernière nouvelle qui les concernait annonçait qu'ils venaient de se marier en même temps, à New-York, à deux jeunes sœurs, jumelles même, à ce qu'il paraît. Quoiqu'il en soit, c'est un hymen étrange, auquel la haute moralité du peuple américain peut ne rien trouver à redire, mais que nous admettons difficilement. Peut-être aussi, cette nouvelle n'est-elle qu'un des fameux canards qui nous viennent d'Amérique.

« Ce que le bon docteur Zimmermann trouvait le comble de l'immoralité, le fait dans lequel il ne voulait voir qu'un *canard*, était pourtant parfaitement vrai. Les frères Siamois se sont mariés, quelque invraisemblable que paraisse la chose, et il ne nous convient pas d'insister sur les côtés scabreux et plaisants que présentent ces noces bizarres, qui semblent un défi jeté à la Nature, une raillerie à l'adresse de cette fantaisiste. Ils se sont mariés et qui pourrait en douter, puisqu'ils viennent à Paris exprès pour plaider en séparation... devant la Faculté de médecine! »

Complétons cette étude par des renseignements très-curieux :

« Les frères Siamois ont cinquante-huit ans. Enrichis par leurs voyages, ils ont acheté d'immenses propriétés dans la Caroline du Sud où ils ont vécu, menant l'existence des riches planteurs, prospérant tant que des querelles de ménage n'ont pas détruit leur existence régulière.

Il avait été déjà question de couper la membrane qui les unit, lors de leur premier voyage à Paris, en 1830. et les médecins, à l'unanimité, avaient déclaré l'opération impraticable. Nélaton consulté par lettres, ces jours derniers, a été, paraît-il du même avis. » (Extrait de la *Chronique illustrée*, 4 avril 1869),

---

244. Enfants à terme tenus par le thorax.

245. Jumeaux à terme dont l'un à peine développé tient à la bouche de l'autre.

246. Jumeaux à terme se tenant par les parties torachique et abdominale.

247. Jumeaux à terme se tenant par la partie abdominale.

248. Enfants jumeaux, du sexe féminin, se tenant par la tête, nés à Versailles, le 18 mai 1850, donnés au Musée par le docteur L., de Versailles.

249. L'homme à corne, nommé Trouillu, qui vécut sous le règne d'Henri IV et excita alors une vive curiosité.

250. Femme à corne, la veuve Dimanche, native de Saint-Denis, près Paris ; sa corne, implantée sur le front, avait une longueur de vingt-trois centimètres ; son extraction, à l'âge de soixante-douze ans, fut faite avec succès, et cette femme vécut encore quelque temps après,

250 *bis*. **Les HOMMES-CHIENS.**

On lit dans l'*Illustration*, journal universel, à la date du 8 novembre 1873 :

Une intéressante note de M. Roulin, présentée à l'Académie lundi dernier, parlant de certains cas de monstruosité observés chez l'homme, à propos d'une double exhibition, qui a lieu en ce moment à Paris, signale l'importanee scientifiqne de ce nouveau sujet d'étude. Nous croyons donc intéresser nos lecteurs en reproduisant ici les dessins et les notes que nous confie notre correspondant, M. Duhousset, qui a examiné de près, dès leur arrivée dans la capitale, les phénomènes qui provoquèrent la note lue à l'*Académie des sciences*.

« J'ai été visiter Andrian Ieftichjew, phénomène poilu, qui excite la curiosité publique sous le nom de l'*Homme-chien*.

» N'ayant ni cheveux, ni barbe, ni moustaches, toute la face ainsi que le crâne et la partie postérieure du cou de ce curieux sujet disparaissent sous une abondance anormale de poils follets monstres qui atteignent sur le front, le nez et les joues la longueur de la coiffure du chien griffon comme aspect et disposition des mèches, produisant au toucher la sensation qu'on éprouve en caressant un terre-neuve. Il est possible que cette invasion insolite ait amené l'atrophie du système pileux ordinaire, et il faudrait peut-être se garder d'aller chercher au-delà d'une maladie de la peau pour en déterminer la cause. On sait depuis longtemps que les anomalies, voire même les déformations artificielles, surtout les altérations de la forme du crâne, nous fournissent des exemples de transmission par la génération, mais, outre que ces cas sont relativement peu nombreux, ils ne persistent pas, et l'état normal reprend ses droits sans que le moindre écart vienne de nouveau troubler son évolution.

» Andrian a 55 ans, il est né en Russie, à Kostroma, dans les environs de Moscou ; c'est un type commun, d'une stature ordinaire, d'une intelligence qui nous parait bornée ; on peut difficilement se rendre compte de ce que serait l'ensemble des détails de sa face ; elle n'est pas prognathe, les yeux sont très ouverts et bruns, légèrement allongés, ils paraissent maladifs ; le cou est court et fort, les longs poils ne dépassent pas sa base. Le reste du corps, ainsi que ses bras et ses jambes robustes, n'offrent rien de remarquable quant au système pileux, qui paraît remplacé partout par de longs poils follets. C'est un sujet tératologique peu grave qui n'a, comme obstacle à l'accomplissement des fonctions vitales, qu'un retard momentané dans la trituration des aliments, occasionné par la conformation exceptionnelle de la bouche.

» Le jeune enfant de trois ans qui l'accompagne et qu'on a lieu de prendre pour son fils, tant le cas d'*hérédité immédiate* se lit sur toute sa personne, peut aider à retrouver par sa face, non encore entièrement couverte, le type du père ; il nous a paru plus intéressant que celui dont il semble devoir reproduire l'image. Nous avons étudié et dessiné avec soin, d'après cette petite figure intelligente, à l'œil brun et vif entouré de cils noirs, les implantations bizarres de ces poils qui, chez Fédor, ont la finesse et la blancheur de ceux du chat angora. Les plus longs partant de l'angle extérieur des yeux, après avoir formé les sourcils et longé la paupière inférieure, rejoignent ceux de la chevelure ; un bouquet soyeux entre les yeux, une couronne au milieu du nez et une touffe à son extrémité, les moustaches s'unissent à des favoris assez longs. Les poils sur les bras sont fins et nombreux, la peau de la face est blanche comme celle du corps. L'intérieur de l'oreille est très velu chez le père et le fils.

» L'autre particularité de ces deux êtres est une anomalie remarquable dans le nombre des dents. Andrian a quatre incisives à la machoire inférieure et n'en possède qu'une à la supérieure ; la gensive porte cependant la trace d'une seconde dent de même nature qui a disparu. On peut s'assurer, avec le doigt, que telle a été la seule dentition de ce phénomène ; ce qui en reste est fortement usé et noirci par l'abus du tabac à fumer.

» Chez Fédor, quatre incisives temporaires inférieures et nulle autre. Au toucher, les arcades dentaires sont minces antérieurement et les inégalités alvéolaires manquent. E. Duhousset.

(Modeleur, M. Jules Talrich, modeleur de la Faculté de Médecine de Paris).

251. Squelette d'Hydrocéphale. Enfant de quatre ans et demi.

SIXIÈME SECTION
EMBRYOLOGIE HUMAINE NATURELLE
ET SQUELETTES DE FŒTUS

252. Embryon naturel de trois semaines dans le chorion.
253. Embryon naturel de deux mois dans l'amnios.
254. Embryon de 4 mois, dont le cordon ombilical tient au placenta.
255 à 263. Fœtus de un à neuf mois, parfaitement conservés et montrant le développement de la vie utérine.

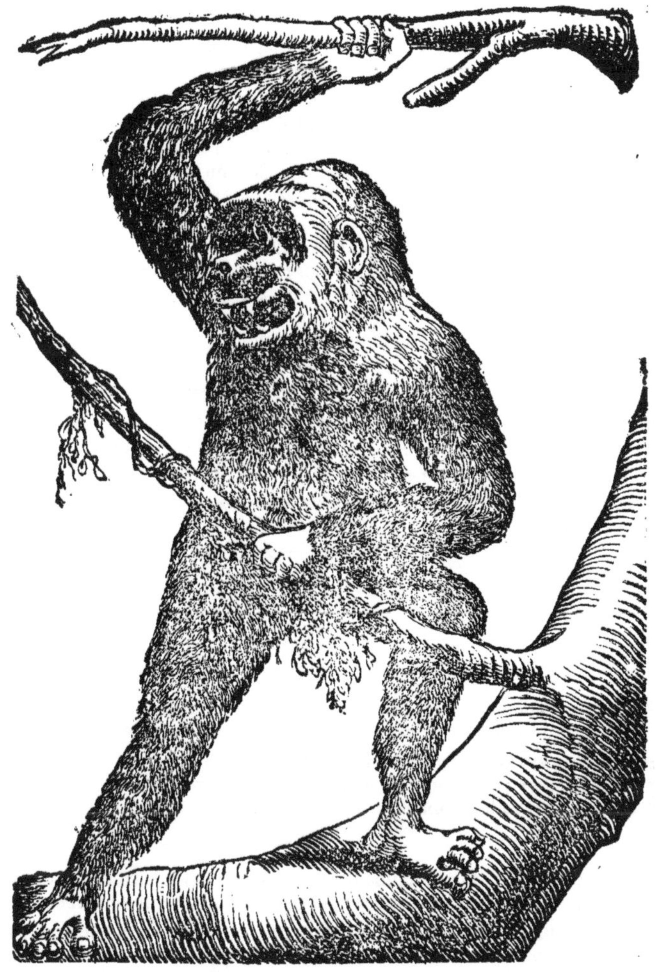

SEPTIÈME SECTION

HISTOIRE NATURELLE DES ANIMAUX

Vertébrés

MAMMIFÈRES

Quadrumanes. — *Singes.*

264. Gorille, espèce nouvellement connue; sa taille atteint près de deux mètres de hauteur; c'est l'animal qui, physiquement, se rapproche le plus de l'homme, il est originaire du Gabon (Afrique centrale). Cet animal est si rare que nous

n'en connaissons encore que deux complets : le premier a été disséqué en 1854, par M. le professeur Duvernois, à Paris ; le second a été adressé à M. le docteur Auboux. On avait déjà trouvé une tête de gorille en 1840.

Il marche quelquefois debout en se dandinant ; parfois aussi il marche à quatre pattes, les mains lui servant de point d'appui ; on remarque que le dos de la main est calleux. Mais il est surtout fait pour sauter et pour grimper, ce dont on se rend compte par l'étude des os et des muscles, qui entraîne le corps vers la main. On assure que, sautant d'arbre en arbre, il défierait à la course le cheval le plus rapide.

Il n'est pas carnivore et se nourrit surtout de fruits, de noix de coco et de cannes à sucre sauvages, qu'il déchire et broie avec ses dents canines et molaires. Sa force est estimée équivalente à celle de huit hommes. Lorsqu'on demande un gorille vivant à un nègre, sa réponse est devenue proverbiale : — « Tu me donnerais une montagne d'or, que je n'irais pas le chercher. »

Carnassiers. — *Chéiroptères.*

265. Roussette Edule (*Pteropus édulis*), une des plus grandes espèces du genre ; sa chair blanche, délicate et tendre est regardée par les Timoriens comme un mets exquis. L'individu présent vient de Java.

266. Roussette Dussumier (*Pteropus Dussumier*), découverte dans le continent de l'Inde.

Carnivores. — *Digitigrades.*

267. Loup (*canis lupus*), sous-genre chien.

Édentés

Qui manquent de dents sur le devant de leurs mâchoires.

268. Pangolin de l'Inde (*Manis indica*), il se nourrit principalement de fourmis qu'il prend au moyen de sa langue filiforme et visqueuse.

269. Echidné épineux (*Echidna hystrix*), son corps est couvert en dessus de fortes épines ; il se nourrit de la même manière que le Pangolin et se trouve dans la Nouvelle-Hollande.

Marsupiaux

Chez la plupart de ces animaux, la peau du ventre forme, au devant des mamelles, une poche servant à loger les petits pendant que leur mère les allaite.

270. Sarigue de Virginie (*Didelphis virginiana*), il grimpe aux arbres, se tient suspendu par sa queue et surprend les oiseaux à travers le feuillage.

271. Phalangeer volant (*Petaurus flaviventer*), animal grimpant ; un prolongement de la peau des flancs, qui réunit les membres entre eux, constitue une espèce de parachute, au moyen duquel l'animal se soutient en l'air et saute d'un arbre à un autre. (De la Nouvelle-Hollande.)

Pachydermes, *genre cochon.*

272. Sanglier (*Sus scrofa*), d'Europe.

Ruminants.

273. Genre cerf. *Chevreuil* (*Cervus capreolus*). Les chevreuils ne vivent point par troupes, mais par familles. La femelle porte au plus haut point l'affection et la sollicitude maternelles. (Europe.)

OISEAUX

Grimpeurs

274. Toucan à gorge blanche (*Ramphastos Tucanus*). Ces oiseaux se reconnaissent aisément à leur énorme bec; ils habitent les parties chaudes de l'Amérique.

275. Cotigas, *Dentirostres, Passereaux* (*Charmorinchus corniculatus*), remarquable par la longue corne que porte sa tête. (Individu de Cayenne.)

Conirostres, genre corbeau.

276. Pie bleue (*Pica cyanus*), oiseau d'Afrique.

Échassiers. — Longirostres.

277. Ibis rouge (*Ibis ruber*). Tout le plumage, à l'exception de l'extrémité des rémiges qui est noir, d'un beau rouge. (Oiseau du Brésil et de la Haute-Egypte.)

278. Ibis blanc (*Ibis albus*). Tout le plumage est blanc à l'exception de l'extrémité des quatre premières rémiges qui est vert. — Amérique.

L'Ibis était célèbre chez les Égyptiens; ils embaumaient leurs cadavres avec autant de soin que ceux des hommes.

279. Combattant variable (*Machette pugnax*), en plumage de noce des Pays-Bas

280. Combattant variable, en plumage d'hiver, de France.

Palmipède — Lamellirostres.

281. Canard Mandarin (*Anas Galericulata*), bel oiseau de la Chine.

POISSONS

Acanthoptérygiens. — Spares

282. Sargue (*Sparus, sargus*), Casse-Burgos. — Dents incisives larges, et développées en avant.

283. Malarmat (*Peristedion cataphracta*) mâle, poisson de la Méditerranée et de la mer des Indes.

Malacoptérygiens.

284. Exocet (*Exocetus exoceliens*) ou poisson volant, ou sauteur. L'excessive longueur de ses nageoires pectorales sont assez étendues pour lui servir d'ailes et le soutenir en l'air pendant quelques instants.

Lophobranches.

285. Syngnate Typhle (*Syngnathus Thyphle*).

286. Syngnathe Ophidion (*Syngnathus Ophidion*). Ces petits poissons qui habitent toutes les mers, ont le corps mince et allongé, ce qui leur a fait donner le nom d'aiguilles de mer.

287. Hippocampe (*Hippocampus*). Le tronc et la tête ont quelque ressemblance avec l'encolure du cheval en miniature, ce qui a valu à ce petit poisson le nom vulgaire de *cheval-marin*.

Plectognathes.

288. Diodon (*Diodon*), poisson boule ou Orbe-épineux, il habite les mers des pays chauds.

Mole (*Orthagoriscus Mola*), poisson lune; on le trouve dans nos mers et particulièrement dans la Méditerranée.

ARTICULÉS.

Coléoptères. — Pentamères.

289. Goliath cacique (*Goliatha cacicus* ou *Gretonia cacicus*. Insecte remarquable par sa grande taille. Amérique méridionale.

Hyménoptères.

290. Abeilles-Poliste Cartonnière (*Polistes nidulans* ou *Vespanidulans*). Nid ou cruche de l'Epipone, suspendu à une branche d'arbre, ce qui le met à l'abri des attaques de ses ennemis. — On le trouve plus ordinairement dans l'Amérique méridionale, et l'espèce présente vient de Cayenne.

CRUSTACÉS

291. Crabe vulgaire (*Cancer mœnas*).

292. Crabe pagure ou Poupart (*Cancer pagurus*), ou le Tourteau des côtes occidentales de France.

Décapodes maccroures.

293. Écrevisse de rivière (*Astacus fluviatilis*). Commune dans les rivières de l'Europe et dans le nord de l'Asie.

294. Homard (*Astacus marinus* ou *Cancer grammarus*). Sa taille est souvent gigantesque; on le trouve dans l'Océan et dans la Méditerranée.

295. Langouste (*Palimurus quadricornis*). Un des plus grands de tous les décapodes.

296. Polémon du Japon, salicoque ou crevette, très recherché pour la bonté de sa chair.

297. Limule (*Limelus polyphemus*). Cette espèce habite les côtes sablonneuses et marécageuses d'une partie de l'Amérique; on lui donne vulgairement le nom de crabe de vase.

ZOOPHYTES

Madréopores

298. *Madrepora corymbosa*, des Antilles.

299. *Seriatopara subulata*, des Antilles.

300. *Fungia patellaris* (forme sphérique), mer des Indes.

301. *Fungia patellaris* (forme ovoïde), mer des Indes.

302. *Madrepora abrotanoïdes*, du Chili.

303. *Coralium rubrum* (Lam.), de la Méditerranée.

304. *Dislichopara coccinea*, de l'Australie.

GORGONES

305. *Gorgonia lima*, de la nouvelle-Calédonie.
306. *Gorgonia flabellum*, Antilles.

SPONGIAIRES.

307. *Spongia asparagus*, de la mer des Indes.
308. *Spongia elegans*, des mers du Sud.
309. *Halispongia patera*, de Malacca.

ŒUFS

310 à 321. Cadre contenant vingt-deux œufs présentant l'incubation du poulet depuis le premier jour jusqu'au moment de l'éclosion.
322. Œuf d'Autruche. *Strudhio cumulus*.
323. Œuf de Casoar, » *casuarius*.
324. Œuf de Nandou, Strulis rhea.
325. Œuf de Dronte. Didus ineptus.

REPTILES

Chéloniens : tortues d'eau douce

326. EMYSAURE de Temminck (*Emmysaurus temminck*), tortue-lézard.
327. Œuf de l'Esymaure de Temminck.

Sauriens. — Crocodiliens

328. Œuf de crocodile.
329. Œuf de caïman.

Caméléoniens.

330. CAMÉLÉON FOURCHU (*Chamæleon bifurcus*), des îles Moluques. – Les caméléons sont célèbres par la facilité qu'ils ont de changer la couleur de leur peau.

Ophidiens : serpents vénimeux.

331. VIPÈRE CORNUE du Cap (*Ceraste Lophophris*).

Batraciens. — Anoures.

332. GRENOUILLE TAUREAU (*Rana taurina*).
333. SALAMANDRE TERRESTRE (*Salamandra terrestris*), la queue est ronde.
334. TRITON CRÊTÉ (*Salamandra cristata*), salamandre aquatique, lézard d'eau. La queue est aplatie horizontalement.

HUITIÈME SECTION

OSTÉOLOGIE HUMAINE

335. Squelette d'homme.
336. Squelette de femme.

337. Tête d'homme, montée à la Beauchêne, c'est-à-dire dont tous les os sont désarticulés et replacés à distance pour montrer leur rapport entre eux. Les maxillaires sont sculptés et font voir les artères, les veines et les nerfs dentaires

338. Tête sciée pour montrer la dure-mère, la pie-mère et l'arachnoïde.

339. Tête montrant le diploé ou tissus spongieux des os du crâne.

340. Maxillaires d'enfant de sept ans, indiquant la première et la deuxième dentition avec dents érosées.

341 Maxillaires d'adulte; les dents sont sciées pour laisser voir l'intérieur du canal dentaire.

342. Temporal sculpté montrant le limaçon.

343. Temporal sculpté montrant les osselets de l'oreille et la membrane du tympan.

344. Coupe médiane du tronc et de la tête montrant l'intérieur du canal vertébral.

345. Colonne vertébrale montée avec de la corde à boyaux, pour étudier le rapport des os entre eux.

346. Coupe d'une vertèbre dorsale.

347. Coupe d'une vertèbre lombaire.

248. Coupe du sternum.

349. Coupe de la clavicule.

350. Clavicule cassée ; elle est sciée pour montrer la soudure.

351. Pariétal scié montrant le tissu spongieux.

352. Coupes de côtes.

353. Côte bifurquée.

354. Côte cassée.

355. Coupe de l'omoplate.

356. Coupe du sacrum.

357. Coupe de l'iliaque.

358. Coupe du radius.

359. Coupe du cubitus.

360. Mains montées avec de la corde à boyaux.

361. Coupe d'un des os du métacarpe.

362. Coupe de phalanges de la main.

363. Coupe du fémur.

364. Coupe d'un fémur cassé pour montrer la soudure.

365. Coupe du fémur, pour montrer l'épaisseur du tissu compact.

366. Pieds montés avec de la corde à boyaux pour montrer le rapport des os entre eux.

367. Coupe de la rotule.

368. Coupe du tibia.

369. Coupe du péroné.

370. Coupe du calcanéum.

371. Coupe de l'astragal.

372. Coupe d'un des os au métatarse.

373. Coupe des phalanges de l'orteil.

PIÈCES DIVERSES D'OSTÉOLOGIE, etc.

374. Squelette de cynocéphale papion (*Cynocéphalus-sphinx*), de l'Afrique.

375. Squelette du chien lévrier (*Canis familiaris graius*).

376. Tête de chien sciée pour faire voir les os du nez et l'intérieur du crâne.

377. Squelette de chat (*Félis catus domesticus*).

378. Tête de Dauphin (*Delphinus Delphis*).

379. Tête de Marsouin (id. *Phorana*).

380. Renard cornu : cette tête, très-curieuse, a été apportée de Pondichéry par M. Barbie.

381. Tête de bœuf, sciée pour laisser voir les os du nez et l'intérieur du crâne.

382. Tête de mouton, même préparation.

383. Tête de Babyroussa, fétiche, un des dieux adorés par les Chinois; apportée en France par un des militaires de la dernière expédition.

384. Tête de cochon, même préparation que le n° 381.

385. Vertèbre de baleine pesant trente kilogrammes et permettant de juger de la grosseur de ce cétacé.

386. Squelette de coq domestique.

387. Mâchoire du Squale-Ange (*Squalus squatina*).

388. Mâchoire du Squale-Requin (*Squalus Carcharius*),

389. Tête de cheval, sciée par la moitié, pour montrer les os du nez et la disposition du crâne.

390. Tête de cheval sciée montrant la première dentition remplacée par la seconde.

NEUVIÈME SECTION

ACCOUCHEMENT ET CHIRURGIE OBSTÉTRICALE

Tu enfanteras dans la douleur !

(GENÈSE, chap. III, verset 16.)

391. **Opération de la Craniotomie faite à l'aide des ciseaux de Smélie.** — Cette opération grave comme toutes celles où il faut avoir recours à l'embryotomie, est indiquée et il faut cependant y avoir recours lorsque, par son volume, la tête du fœtus fait un obstacle insurmontable à l'expulsion spontanée de l'enfant et que l'application du Forceps est incapable d'en opérer l'extraction : que le fœtus est mort ou que le chirurgien a des raisons bien suffisantes pour croire sa viabilité détruite par la longueur forcée du travail. Ces manœuvres obstétricales pratiquées au moment de l'accouchement, ont pour résultat d'éviter à la mère l'hystérotomie (opération césarienne), ou la symphyséotomie.

392. **Opération césarienne faite sur la ligne blanche.** — L'incision faite sur la ligne blanche ou médiane doit avoir de 13 à 16 centimètres; mais

lorsque la petite taille de la femme ne permet pas de lui donner ces dimensions, le *chirurgien la prolonge* en contournant l'incision à gauche et au-dessus de l'ombilic.

Cette opération peut se pratiquer sur la femme vivante lorsque les voies par lesquelles le fœtus doit être expulsé, sont tellement étroites ou obstruées, que l'accouchement est impossible par l'application des Forceps ou la symphyséotomie et que la mutilation du fœtus même ne permettrait son extraction qu'en exposant la mère aux plus grands dangers.... Elle peut aussi se pratiquer sur la femme qui vient de mourir pendant les derniers mois de sa grossesse dans le but unique de sauver l'enfant.

393. **Accouchement par les Forceps.** — L'accoucheur ne recourt à l'emploi des Forceps que lorsque le volume de l'enfant est trop considérable, ou les voies d'expulsion trop étroites, ou encore lorsque l'impuissance des efforts de la nature lui est démontrée. Car l'emploi du Forceps ajoute aux dangers de l'accouchement pour la mère et surtout pour l'enfant.

394. **Accouchement par les pieds** — La version ayant été impossible et la tête du fœtus étant encore retenue dans les parties, le tronc de l'enfant est à l'extérieur, ce qui nécessite l'emploi du Forceps, lorsque le dégagement manuel n'a pas réussi.

395 et 396. Bassin de femme adulte bien conformé et tête de fœtus à terme.

DIXIÈME SECTION

PHRÉNOLOGIE

397. Crâne sur lequel est tracée la topographie des facultés d'après le système des docteurs Gall et Spurzheim.

398. Tête représentant le travail, la vertu, la santé.

On lit dans le journal si populaire, la *Science pour tous*, l'article suivant :

Nous croyons être agréable à nos lecteurs en leur donnant les esquisses d'une œuvre sérieuse, due à M. Talrich, et traitée par cet habile artiste au point de vue de la science médicale et de la sculpture.

Le premier buste représente un adolescent au type caucasien ; la physionomie en est belle, douce et souriante, et rend bien l'inscription gravée au bas: *Travail, vertu, santé*. Quelle immensité de réflexions dans ces trois mots qui résument tout le bonheur que l'on peut avoir sur la terre !

Le deuxième buste, au contraire, a une de ces physionomies qui relèvent de prime abord, au simple observateur, un naturel nonchalant et peu sympathique: les traits amaigris, l'œil cave, l'anxiété si bien exprimée par le regard et la contraction des sourcils; le tout joint à l'abaissement des commissures des lèvres, trahirait aux yeux du médecin plus que la paresse, c'est le vice, c'est la maladie !

Quel exemple frappant que ces deux bustes qui, avec six mots, renferment une morale plus saisissante que tout un livre !...

Arthur Eloffe, *naturaliste*.

399. Organographie de la céphalométrie de M. Armand Harembert. — Tête représentant la paresse, le vice et la maladie.

ONZIÈME SECTION

MICROSCOPIE

Grossissement de 500, 1.000 et 3.000 fois le volume naturel des objets.

400. Puce.
401. Pou de tête.
402. Pou de pubis.
403. Pou de marasme.
404. Punaise.
405. Acarus scabié
406. Acarus folliculorum.
407. Filaire de Médine.
408. Filaire de l'œil humain.
409. Filaire des bronches.
410. Ascaride Lombricoïde.
411. Ascaride vermiculaire.
412. Douve distomia hepaticum.
413. Tænia solium.
414. Tænia lata.
415. Systicerque.
416. Pus (exostoses).
417. Pus, dépôt du typhus.
418. Pus, dépôt scrofuleux.
419. Pus, Fongus médullaire.
420. Pus, cancer mélanotique.
421. Echinocoque.
422. Acephalocystes.
423. Peau humaine.
424. Dents de l'homme.
425. Nerfs cérébraux spinaux.
426. Ganglions nerveux.
427. Substance blanche de l'encéphale.
428. Globules de sang de l'homme.
429. Vaisseaux capillaires internes dans l'intestin.
430. Bulbes de poil de barbe.
431. Système osseux, grossi 100 fois.
432. — glandulaire du rein.
433. — — du poumon.
434. — fibreux, tendon.
435. — des fibres musculaires.
436. Contraction des fibres musculaires.
437. Tissus de l'œil, cristallin choroïde.
438. Systme osseux, grossi 150 fois.
439. — glandulaires, follicules simples.
440. Liquides spermatiques.
441. — — du lait.
442. — — de l'urine.
443. Système cutané, membrane muqueuse.
444. — — du rectum.

DOUZIÈME SECTION

PATHOLOGIE

445. Morve chez l'homme.
446. Morve chez le cheval.
447. Choléra
448. Rougeole.
449. Fièvre scarlatine.
450. Lèpre.
451 Gale.
452. Ackuée.
453. Vaccine,
454. Teigne.
455. Girata sur l'abdomen.
456. Psoriasis (*diffuse p[illegible]es*).
457. Anthrax.
458. Varice.
459. Anévrisme.
460. Variole.
461. Suette miliaire, sur la poitrine, le cou, etc.
462. Poumons brûlés par l'abus de l'absinthe. Incisions faites sur le poumon droit pour montrer les ravages faits par cette funeste liqueur.

463. Partie abdominale (bas-ventre), montrant la hernie ombilicale, la hernie inguinale et la hernie crurale.

464. *Lèpre noire sur le corps et la figure d'un enfant de douze ans.* — Les boutons noirs se forment d'abord éloignés les uns des autres, puis prenant de l'extension, grandissant, ils se soudent ensemble et envahissent complètement la partie qu'ils ont attaquée. Ce cas est fort rare dans nos pays.

465. **Les terribles effets de la balle du fusil Chassepot** comparés à ceux de la balle ordinaire. Ce sujet a été moulé sur le corps d'un soldat prussien qui avait reçu une balle d'infanterie et une balle de franc-tireur.

Face antérieure, nº 1, entrée de la balle du fusil Chassepot.
— nº 2, — — ordinaire (balle ronde).

Face postérieure, nº 1, sortie de la balle Chassepot.
— nº 2, — — ordinaire.

466. **Opération de la pierre par la Lithrotritie, au moyen de l'instrument articulé de Jacobson.** — Cette opération consiste à morceler ou briser les calculs urinaires dans la vessie même, et à les réduire en petits fragments qui puissent sortir par le canal de l'urètre dont le diamètre a moins de neuf millimètres.

TREIZIÈME SECTION

PIÈCES DIVERSES

467 *à* 482. *Crânes et têtes diverses.*

483. **Ceinture de chasteté datant du moyen-âge**, préservatif contre l'infidélité des dames. Jusqu'à présent on croyait qu'il n'existait que trois de ces ceintures. La première à Paris, au musée de Cluny, la deuxième au château de Rosemborg, à Copenhague et la troisième au musée Harthkopff. Celle-ci vient d'être découverte récemment à Édimbourg (Ecosse), par sir John Burnett, archéologue distingué, qui en fit don à notre musée. D'après la tradition, celle de Paris a servi sous François 1er, les deux autres en Danemarck, sous Christian IV. Celle-ci aurait appartenu à la baronne de Stenbury, dont le mari suivit Richard-Cœur-de-Lion, dans les guerres de la Palestine.

484. **VÉNUS HOTTENTOTE**

âgée de 13 *ans* 1/2.

Femme d'un chef Bochismann (Cafres noirs habitant les terres du cap de Bonne-Espérance,) rapportée en France par M. Adolphe Délegorgue, le fameux voyageur du centre de l'Afrique, surnommé le Tueur d'Éléphants.

Le tatouage est expliqué ainsi par ce voyageur : les deux serpents qui tournent son corps viennent défendre la porte du paradis, et les fruits du palmier qui sont sur les mamelles indiquent la fécondité.

485. Momie égyptienne, datant de plus de 3,000 ans, trouvée dans les ruines de Memphis (Haute-Égypte), placée dans son sarcophage, qui est couvert d'hiéroglyphes de la plus grande délicatesse, ce qui indique assez que cette momie était un personnage éminent de ces époques primitives.

486. Dessus du sarcophage, curieux spécimen de la peinture chez les Égyptiens.

487. *Squelette d'homme adulte mort de maladie syphilitique.* — Tous les os sont attaqués d'exotose, ce qui leur donne une apparence rugeuse qui frappe la vue quand on les compare avec ceux des squelettes ordinaires.

488. Tête d'hippopotame, de grosseur gigantesque, trouvée sur les bords du Gange.

QUATORZIEME SECTION

CABINET RÉSERVÉ. — Prix d'entrée : 15 centimes.

GALERIE DE PATHOLOGIE SPÉCIALE

Le pauvre en sa cabane où le chaume le couvre
Est sujet à ses lois.
Et la garde qui veille aux barrières du Louvre
N'en défend pas les rois !

489. Sujet réputé Hermaphrodite mâle.

490. Sujet réputé Hermaphrodite femelle.

491. Effet de la masturbation sur une jeune fille de 19 ans.

492 à 573. Phénomènes de la syphilis. — Accidents primitifs, secondaires et tertiaires.

L'explication est sur chaque pièce.

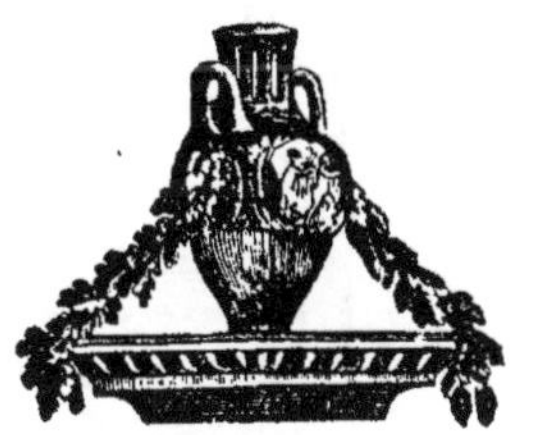

BORDEAUX. — Imp. A PÉREY, rue Porte-Dijeaux, 43.

MUSÉE D'ANATOMIE

(Dteur J. DE GRONINGUE)

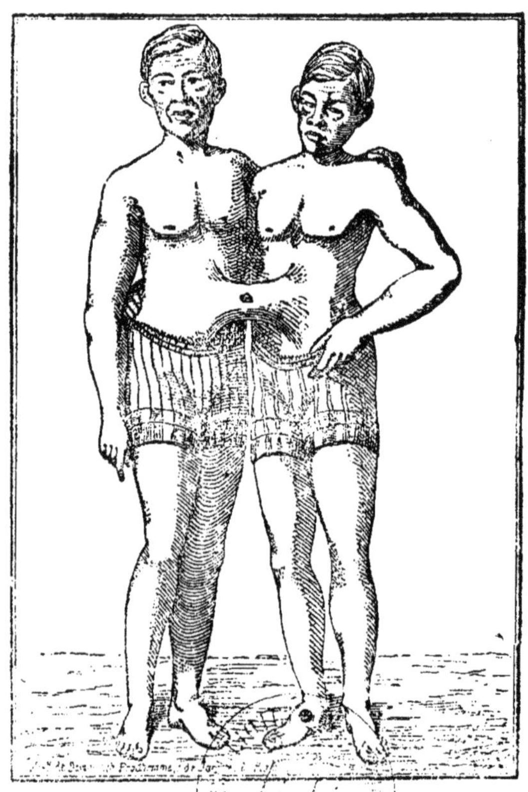

LES FRÈRES SIAMOIS

Nés en 1811.

www.ingramcontent.com/pod-product-compliance
Ingram Content Group UK Ltd.
Pitfield, Milton Keynes, MK11 3LW, UK
UKHW021040260726
13994UKWH00005B/2283

9 782329 358680